AF475888

SUR LA

DURÉE DE L'INCUBATION

ET SUR LA

CONTAGION DE LA ROUGEOLE

PAR

Le Docteur SEVESTRE
Médecin de l'hôpital des Enfants-Malades.

PARIS
G. STEINHEIL, LIBRAIRE-ÉDITEUR
2, RUE CASIMIR-DELAVIGNE, 2

1886

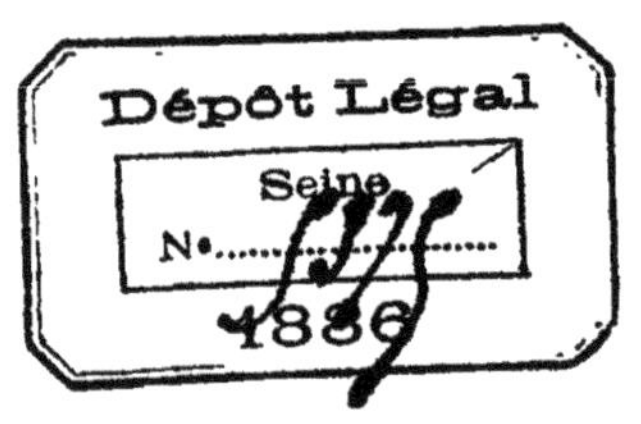

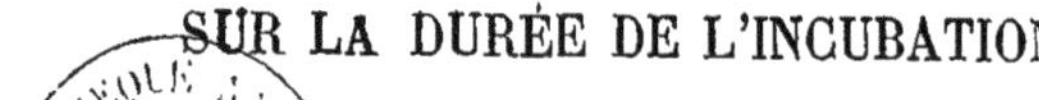

SUR LA DURÉE DE L'INCUBATION

ET SUR LA

CONTAGION DE LA ROUGEOLE

SUR LA

DURÉE DE L'INCUBATION

ET SUR LA

CONTAGION DE LA ROUGEOLE

PAR

Le Docteur SEVESTRE
Médecin de l'hôpital des Enfants-Malades.

PARIS
G. STEINHEIL, LIBRAIRE-ÉDITEUR
2, RUE CASIMIR-DELAVIGNE, 2

1886

SUR LA DURÉE DE L'INCUBATION

ET SUR LA

CONTAGION DE LA ROUGEOLE

Les faits relatifs à l'étiologie et à la propagation des maladies contagieuses présentent un intérêt considérable, et l'on ne s'étonnera pas de l'importance qui s'attache à leur étude si l'on veut bien réfléchir qu'il s'agit ici, non pas seulement d'une affaire de pure curiosité scientifique, très légitime d'ailleurs, mais surtout d'une question d'hygiène. Pour empêcher les individus bien portants de contracter une maladie contagieuse, et en particulier une fièvre éruptive, il faut avant tout connaître, d'une façon bien positive, les conditions de propagation de cette maladie, c'est-à-dire, en particulier, la période à laquelle elle est transmissible et la façon dont elle se transmet (par l'air, par le contact, etc...), ou, en d'autres termes, la voie par laquelle le principe contagieux (j'emploie à dessein ce terme un peu vague) vient influencer l'organisme.

Malheureusement, cette étude est encore bien peu avancée, et, si l'on en voulait une preuve, il suffirait de se reporter à l'une des dernières séances de la *Société médicale des hôpitaux*, où fut discutée la contagion de la fièvre typhoïde, et au cours de laquelle on vit cette contagion, niée par les uns, et considérée par les autres comme presque fatale.

La question est en effet très complexe, et lorsqu'on se trouve en présence d'une maladie qui a pu être gagnée par contagion, on est souvent fort embarrassé pour décider quel a été le point de départ. Parmi les éléments que l'on peut faire intervenir en pareil cas, il me semble que l'un des plus importants, et des plus négligés d'ailleurs, est l'observation de la *durée de la période d'incubation.*

Les maladies contagieuses ont, en effet, une période d'incubation, variable pour chacune d'elles, mais qui, pour une même maladie, paraît osciller dans des limites assez étroites. C'est ainsi que, si l'on compare deux maladies voisines sous certains rapports, mais très différentes à ce point de vue, on voit que l'incubation de la rougeole paraît présenter une durée de treize à quatorze jours, et que celle de la scarlatine ne dépasse guère cinq à six jours (1).

Des recherches spéciales sur ce sujet m'ont permis d'arriver à des résultats assez intéressants; mais je ne m'occuperai pour le moment que de la rougeole, n'ayant pas un assez grand nombre d'observations précises pour ce qui concerne les autres fièvres éruptives.

Les notions sur ce point sont d'ailleurs assez bien établies, mais ne paraissent pas encore suffisamment vulgarisées : elles ne sont pas non plus acceptées sans conteste, et, dans la dernière édition de son livre (datée de 1885), M. Bouchut dit que la durée d'incubation de la rougeole est très variable et peut osciller, d'après ses observations, entre huit et vingt-neuf jours (2).

---

(1) Il est souvent difficile d'apprécier à quelle date il faut faire remonter le début d'une maladie; aussi, à l'exemple de certains auteurs et particulièrement de M. Béclère, j'ai préféré, pour la facilité de l'étude, comprendre sous le nom de période d'incubation l'intervalle qui s'écoule entre le moment de la contagion et la première manifestation tangible de la maladie, c'est-à-dire l'éruption. Ainsi constituée, cette période comprend la période d'incubation vraie et la période d'invasion ou des prodromes.

(2) Il semble, d'ailleurs, que sous le nom d'incubation, M. Bouchut confonde ensemble la période pendant laquelle le sujet échappe à la contagion et la véritable période d'incubation. On comprend que les résultats

Les premières recherches précises qui ont permis de déterminer la durée de cette période d'incubation datent de 1846, époque à laquelle Panum (1) put étudier une épidémie qui envahit les îles Féroë, où depuis soixante-cinq ans pas un cas de rougeole n'avait été observé. Un ouvrier, venant de Copenhague, communiqua la maladie à deux de ses amis, et l'épidémie prit ensuite une telle extension que, du mois d'avril au mois d'octobre, sur 7,782 habitants, plus de 6,000 furent atteints.

Des faits si nombreux qu'il put observer dans cette épidémie, Panum tirait la conclusion suivante :

« Je crois pouvoir admettre comme une loi constante que le contagium de la rougeole, une fois introduit dans l'organisme, ne se manifeste d'abord par aucun signe, et qu'après un stade de prodromes dont la durée est indéterminée, l'éruption a lieu le treizième ou le quatorzième jour après l'infection. Sans doute la constitution des malades, leur régime, etc., hâteront ou retarderont parfois quelque peu l'apparition de l'exanthème ; mais ces influences sont bien moins actives qu'on ne le supposerait *a priori*. Le plus grand écart, en deçà et au delà du chiffre indiqué, est tout au plus de vingt-quatre heures. Après la concordance si frappante des observations que j'ai rassemblées dans cinquante-deux villages, les exceptions, si elles existent (et je n'en ai pas vu), ne dépendent-elles pas de l'insuffisance de l'examen? Toutes les fois que j'ai été à même de contester les témoignages qui d'abord ébranlaient ma conviction, j'ai trouvé en dernier lieu que, vus de plus près, ils venaient à l'appui de la règle, bien loin de l'infirmer. »

---

soient alors très différents, bien que pour la rougeole la contagion s'exerce, en général, dès le début du contact.

(1) Panum. *Du mode de transmission de la rougeole* (*Archiv. für physiol. Heilkunde*, t. II, et *Archives de médecine*, 1851, t. I, p. 451).

Des observations de Mayr (1), de Girard (2), de Dumas (3), de Lancereaux (4), de Fœrster (5), confirment ce chiffre de treize à quatorze jours.

M. Cadet de Gassicourt (6), dans un certain nombre d'observations prises en ville, avec toutes les précautions requises, a trouvé invariablement que l'incubation durait huit à neuf jours, à partir du moment de l'infection jusqu'au début de l'invasion. En tenant compte de la durée des prodromes, on arrive à peu près au même chiffre que les auteurs précédents. C'est aussi le résultat que donne M. Béclère, auquel nous devons une thèse fort intéressante sur la contagion de la rougeole (7). Malheureusement, dans le plus grand nombre des observations de M. Béclère, le contact a duré plusieurs jours; néanmoins il existe un chiffre suffisant d'observations concluantes pour autoriser à admettre que le plus habituellement c'est le 13e, le 14e ou le 15e jour du début du contact infectieux que l'éruption apparaît. D'après M. Labric (thèse de Beclère), ce serait presque toujours le 15e jour.

Les observations qui me sont personnelles fournissent des résultats absolument identiques aux précédents, c'est-à-dire que j'ai trouvé le chiffre de neuf jours pour la période d'incubation vraie, et celui de treize à quatorze pour l'intervalle compris entre le contact infectieux et l'éruption.

---

(1) Mayr. Art. ROUGEOLE du *Traité des maladies de la peau*, de Hébra.

(2) Girard (de Marseille). *Bull. de la Soc. méd. des hôpitaux de Paris*, 1865, p. 157, et 1869, p. 170.

(3) Dumas. *Montpellier médical*, 1872, et *Société médico-pratique*, 1876.

(4) Lancereaux. *Bull. de la Soc. méd. des hôp.*, 1873, p. 91.

(5) Fœrster. *Journal d'Hayem*, t. IX, p. 639, et t. X, p. 532.

(6) Cadet de Gassicourt. *Clinique*, t. II, p. 350.

(7) Béclère. *De la contagion de la rougeole*, th. de Paris, 1882.

Les observations cliniques me paraissent avoir beaucoup plus de valeur que les renseignements que l'on a voulu tirer des expériences d'inoculation de la rougeole. On ne peut affirmer, en effet, que la période d'incubation ait exactement la même durée dans la rougeole inoculée et dans la rougeole prise par contagion.

Ces observations sont de deux ordres et de valeur très inégale. Les unes, provenant de l'hospice des Enfants-Assistés, où le moment précis de la contagion est à peu près toujours impossible à saisir, n'ont de signification que par leur nombre; je n'en tiendrai pas compte ici, me réservant de revenir plus loin sur quelques-unes d'entre elles qui ont présenté des particularités intéressantes.

J'attache, au contraire, une importance beaucoup plus grande aux faits recueillis en ville, et surtout à ceux dans lesquels le contact infectieux a été peu prolongé. C'est à ce titre que je demande la permission de rapporter, avec quelques détails, une observation que j'ai pu suivre de très près; elle concorde d'ailleurs absolument avec plusieurs autres du même genre que j'ai eu l'occasion d'observer, mais dans lesquelles je n'ai pu arriver cependant à déterminer d'une façon aussi précise le moment de la contagion et l'apparition des premiers symptômes.

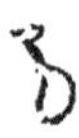

Le mardi 10 février 1885, Mme X... me demanda de venir voir sa petite fille, qui toussait depuis le samedi précédent, et qui cependant n'avait pas cessé de sortir. Je la vis dans l'après-midi et je constatai une fièvre modérée, quelques râles dans la poitrine, mais, en outre du coryza, un peu de rougeur des yeux et une rougeur piquetée du voile du palais. En présence de ces symptômes, je soupçonnai une rougeole au début, mais ne pus réussir à trouver aucune trace d'éruption. Le fait m'intéressait d'autant plus que deux jours avant, c'est-à-dire le dimanche 8 février, cette petite malade avait passé deux ou trois heures avec une dizaine d'enfants dont plusieurs sont habituellement confiés à mes soins, et parmi lesquels se trouvait ma petite fille, âgée alors de 4 ans.

Le 11, dans la matinée, paraissaient quelques macules, et l'éruption se faisait franchement dans la journée.

Je me promis alors de surveiller avec soin ma petite fille, et, par précaution, dès le 13 février, je fis isoler son frère, qui n'avait eu aucun rapport avec la malade. Dès ce moment aussi je commençai à prendre la température, et je me tins à l'affût des premiers symptômes de la rougeole. Pendant quatre jours, la température (prise dans l'aisselle) resta à 36°,8 ou 37°; le pouls à 96.

Le 17, l'enfant ne présentait encore aucun signe de maladie, aucun malaise; à 11 heures, elle déjeunait comme à l'ordinaire; mais entre 2 et 3 heures, elle avait les yeux battus, la figure fatiguée, et demandait à se coucher; la température était de 39°; le soir, elle montait à 39°,8. Dans l'intervalle (à 4 heures), vomissement.

Le lendemain soir, la fièvre tombait, puis reprenait le surlendemain, mais sans qu'il y eut aucun des prodromes de la rougeole. C'est le 20, dans la soirée, qu'il y eut pour la première fois un peu de toux, quelques éternuements. Ces phénomènes étaient un peu plus accentués le lendemain matin, et, de plus, le voile du palais présentait une rougeur mouchetée. Dans l'après-midi, l'éruption commençait au cou, sur la face et la poitrine; elle augmentait jusqu'au lendemain soir 22 février, puis diminuait le 23 et était complètement terminée le 25, laissant seulement quelques macules bistrées; sur les membres, l'éruption atteignit son maximum le 23 et disparut seulement le 26.

Ainsi, dans ce fait où les choses ont pu être suivies heure par heure, c'est très exactement *neuf jours après le contact infectieux* que les premiers symptômes de la période d'invasion se sont manifestés, et cette circonstance a d'autant plus de valeur que le début de ces accidents a été très brusque, et que, d'autre part, les deux enfants n'avaient passé ensemble que deux heures au plus. Quant à l'éruption, elle débuta 13 jours après le contact.

J'ai eu à soigner en même temps une jeune fille qui s'était trouvée à la même réunion : chez elle, le début de la période d'invasion ne put être précisé, car elle était sous l'influence d'une grippe assez intense ; l'éruption se fit dans la nuit du 21 au 22 février, c'est à dire dans le courant du quatorzième jour. Chez une autre, que je n'ai pas vue, mais sur laquelle j'ai eu des renseignements précis, l'éruption avait débuté dans la nuit du 20 au 21. Enfin, c'est dans la journée du 21, le matin ou le soir, que débuta aussi l'éruption chez trois autres enfants contagionnés en même temps. Cinq autres, qui avaient eu précédemment la rougeole, échappèrent seuls à la contagion. Je dois noter aussi que la jeune fille de 12 ans, dont j'ai parlé plus haut, avait eu, cinq ans auparavant, une rougeole constatée par M. Archambault, et que l'année précédente (1884), alors que ses trois sœurs en avaient été atteintes, elle avait été préservée sans que l'on eut pris aucune précaution spéciale.

En somme, des observations qui précèdent, aussi bien que de celles fournies par les auteurs cités plus haut, il résulte que, dans la rougeole, l'intervalle qui sépare le contact du début de l'éruption est, dans l'immense majorité des cas, de 13 *ou* 14 *jours ;* quant à la durée de la période d'incubation vraie, c'est-à-dire avant l'apparition des prodromes, elle peut être évaluée à 9 *jours* pleins. Ces chiffres ne sont d'ailleurs pas modifiés d'une façon appréciable si la rougeole, au lieu de survenir en pleine santé, se développe chez un individu atteint déjà d'une autre maladie.

C'est un fait qu'avait déjà signalé Panum, sur lequel insiste M. Béclère, et que j'ai pu, pour mon compte, vérifier plus d'une fois à l'hospice des Enfants-Assistés. J'ai, en particulier, un certain nombre d'observations dans lesquelles un enfant ayant été, au moment de son entrée, exposé à la contagion de la rougeole et de la scarlatine, entrait à l'infirmerie cinq ou six jours après avec une éruption de scarlatine ; le treizième ou le quatorzième jour, l'éruption de rougeole paraissait à son tour.

Cette fixité dans la durée de la période d'incubation de la rougeole permet, comme je l'ai donné à entendre plus haut, de résoudre, avec de grandes probabilités, certaines difficultés relatives à la contagion de cette maladie. Une rougeole étant constatée, si l'on se reporte à treize ou quatorze jours avant l'éruption, on a quelque chance de trouver le point de départ de la contagion, et peut-être alors sera-t-il possible de prendre des mesures pour empêcher ultérieurement la propagation de l'épidémie.

Cette notion peut même jeter quelque jour sur certains points d'un intérêt plus général. Ainsi, l'on a cru pendant longtemps que la rougeole n'est contagieuse qu'après l'éruption. Panum a montré, en s'appuyant précisément sur la durée de l'incubation, que la contagion s'était faite souvent dès le début de l'éruption, mais il n'a pu décider si elle était possible pendant les prodromes.

Nous sommes aujourd'hui plus avancés ; les observations de Mayr, de Girard (de Marseille), de Dumas (de Cette), de Lancereaux, de Fœrster, de Béclère, etc., ont prouvé d'une façon positive que la rougeole est contagieuse même à ce moment.

Le fait que j'ai rapporté plus haut en fournit également la démonstration, puisque c'est *trois jours avant l'éruption* que la petite malade donna la rougeole à tous les enfants qui s'étaient pendant quelques heures trouvés réunis avec elle. Il y a mieux encore : la sœur de cette enfant eut aussi la rougeole, mais chez elle l'éruption parut dans la nuit du 19 au 20 février. Me fondant sur la notion de la durée habituelle de la période d'incubation, j'en conclus qu'elle l'avait gagnée dès le moment où avaient paru chez l'aînée les premiers phénomènes d'invasion de la maladie.

Ainsi donc, la rougeole est *contagieuse dès le début des prodromes*. C'est précisément la raison pour laquelle la contagion s'exerce si facilement, on pourrait dire si fatalement. A ce moment, en effet, rien n'indique encore que l'enfant va avoir la rougeole, et lorsque quelques jours après, en présence de symptômes plus positifs, on décide l'isolement, il est déjà trop tard.

Après l'éruption, au contraire, la puissance contagieuse disparaît très rapidement. Fœrster n'a pas trouvé d'exemple de contagion au delà du cinquième jour de l'éruption, et encore n'a-t-il qu'un exemple de ce genre. Pour mon compte, je n'ai pas constaté aux Enfants-Assistés un seul cas dans lequel on pût attribuer la contagion à un enfant convalescent de rougeole, et quant à mes enfants, je n'ai pas hésité à les réunir le quatorzième jour (à partir des prodromes), après quelques mesures de désinfection, très simples d'ailleurs.

La notion de la durée d'incubation de la rougeole me servira aussi à confirmer, en les accentuant plus encore, les propositions suivantes de M. Béclère : « Le contage de la rougeole est diffusible dans l'atmosphère, mais sa diffusion est très limitée ; il ne semble pas pouvoir se répandre au delà de quelques mètres. Le contage de la rougeole est très peu tenace : hors de l'organisme qui l'a produit, il perd très rapidement ses propriétés nocives ; il ne semble pas pouvoir les conserver au delà de quelques heures. Le contage de la rougeole est très rarement transporté par des personnes ou par des objets, en dehors des cas où cette condition est réalisée : transport en très peu de temps à très faible distance. »

A l'appui de ces propositions, je pourrais dire que, malgré le nombre considérable de rougeoles que je vois journellement (12 à 15 en général aux Enfants-Assistés, et même quelquefois plus encore), je n'ai jamais apporté la rougeole ni à mes enfants, ni à d'autres. Je vais même plus loin : je ne crois pas que ce transport se fasse dans l'hôpital même ; au moins, serait-il exceptionnel.

Depuis cinq mois, les enfants atteints de rougeole et de scarlatine, à l'hospice de la rue Denfert, sont installés dans des pavillons isolés dans le jardin. Ces pavillons sont au nombre de quatre : les deux du milieu, plus grands (de 10 lits chacun), sont destinés aux rougeoles ; ceux des extrémités (de 6 lits) aux scarlatines. Ces pavillons sont séparés les uns des autres par un espace de 7 à 8 mètres, et s'ouvrent sur un passage à l'air libre couvert, mais ouvert sur les côtés. L'isolement semble donc assez parfait. Malheureusement, si les infirmières doivent *théoriquement* rester confinées chacune dans leur salle, il est certain qu'en réalité elles n'y restent pasune surveillante unique a la direction des 4 pavillons :

il résulte de tout cela et de diverses autres conditions une promiscuité très défavorable à l'isolement vrai. Malgré tout, alors qu'il y avait en même temps 20 enfants atteints de rougeole, et à côté une douzaine de scarlatineux, je ne crois pas qu'il y ait eu un seul cas intérieur dont le développement puisse être attribué au personnel ou au linge. Il y a eu cependant un certain nombre de scarlatineux qui ont eu la rougeole : mais en se reportant à la date probable de la contagion, calculée d'après la durée d'incubation, on voyait que les uns avaient apporté à la fois le germe de la scarlatine et de la rougeole ; ils entraient pour une scarlatine, et la rougeole évoluait à son heure ; puis au contact de ceux-ci, d'autres enfants contractaient à leur tour la rougeole. En somme, parmi ces cas intérieurs, il n'y en a pas eu un seul dans lequel on ne pût, en remontant à l'époque de la contagion probable, calculée d'après la durée de l'incubation, trouver l'origine de la contagion dans le séjour d'un enfant atteint de rougeole ou en puissance de rougeole.

De ce qui précède, il semble résulter que l'isolement de la rougeole est facile et que, même imparfaitement pratiqué, cet isolement peut être suffisant. Et pourtant, la rougeole est, de toutes les maladies, celle dont il est le plus difficile de préserver les enfants, précisément parce qu'elle est contagieuse à une période où l'on peut à peine la soupçonner.

Tout enfant qui tousse doit être suspect en pareil cas, et lorsqu'à la toux s'ajoutent le coryza, le larmoiement et la rougeur des yeux et surtout la rougeur du palais (1), la séparation

(1) D'après M. Girard (de Marseille), le pointillé rouge du voile du palais surviendrait cinq ou six jours après le contact infectieux, et, par conséquent, sept ou huit jours avant l'éruption cutanée et plusieurs jours avant toute espèce de prodromes. S'il en était ainsi, ce serait un signe excellent pour poser davance le diagnostic de la rougeole ; malheureusement, le fait n'a point été constaté par d'autres observateurs. En ce qui me concerne, je n'ai guère vu la rougeur du voile du palais survenir que a veille de l'éruption cutanée.

s'impose absolument ; malheureusement, même à ce moment, il est souvent déjà trop tard.

Lorsque, à la fin de 1884, j'arrivai à l'hospice des Enfants-Assistés, le directeur, M. Lafabrégue, qui, depuis longtemps déjà, était à la tête de cet établissement, signala tout spécialement à mon attention les ravages terribles qu'y faisait la rougeole, et me dit que malgré toutes les mesures d'isolement on n'était arrivé encore à aucun résultat. De concert avec Parrot, il avait organisé à Thiais un petit établissement dans lequel étaient, dès le lendemain de leur arrivée, envoyés les enfants de 2 à 5 ans, que l'on espérait ainsi soustraire à la contagion. La rougeole continua quand même, les enfants la prenant à Thiais comme ils la prenaient auparavant à la rue Denfert.

Au bout de quelques mois, j'avais constaté que, dans un bon nombre de cas, les enfants nous revenaient avec la rougeole le treizième ou le quatorzième jour après leur arrivée à Thiais, et j'appris que la même voiture dans laquelle on avait ramené à Paris les enfants malades servait ensuite, après avoir été désinfectée (?), à conduire à Thiais les enfants bien portants. M. le Directeur général Peyron, mis au courant de cette pratique, s'empressa de donner des ordres pour la faire cesser, et l'on eut deux voitures, l'une en dépôt à Paris pour conduire à Thiais les enfants sains, l'autre à Thiais pour ramener les enfants malades. Les cas de rougeole ne furent pas moins nombreux, et le plus souvent c'était bien treize ou quatorze jours après leur arrivée à Thiais que les enfants présentaient une éruption. Ils s'étaient donc, dès ce moment, trouvés soumis à l'influence contagieuse, ayant été dès leur entrée en contact avec des enfants en puissance de rougeole.

Ce qu'il fallait donc éviter avant tout, c'était d'envoyer à Thiais des enfants déjà contagionnés, bien que ne présentant encore aucun signe de rougeole, et pour cela il fallait tenir en observation pendant un temps suffisant, avant de les envoyer à Thiais, les enfants venant du dehors.

Depuis le 1er juin, ce service a commencé à fonctionner :

quatre petites salles ont été aménagées pour recevoir les enfants à leur arrivée à l'hospice ; ils sont tenus en observation pendant dix jours, et sont ensuite envoyés à Thiais s'ils n'ont, pendant ce temps, présenté aucun signe de maladie.

Malheureusement, ces salles ne tarderont sans doute pas à devenir insuffisantes, et il faudra se borner à une période d'observation de huit jours ou même de cinq ou six. Actuellement, il n'y a plus de rougeoles, mais combien de temps cela durera-t-il ?

En résumé :

1° La période d'incubation de la rougeole a une durée à peu près fixe, quelles que soient les conditions dans lesquelles se développe cette maladie. Cette durée est de huit à neuf jours, et l'on peut évaluer à treize ou quatorze jours l'intervalle qui sépare le moment de la contagion de l'éruption.

2° La rougeole est contagieuse pendant la période d'invasion et dès le début des prodromes, elle est encore contagieuse pendant l'éruption, mais cesse de l'être dès que celle-ci est terminée.

3° La contagion de la rougeole se produit à la suite d'un contact plus ou moins prolongé, le plus souvent médiat, mais à faible distance, avec un enfant atteint de rougeole à la période d'invasion ou d'éruption. La contagion par une personne étrangère, la contagion d'une salle à l'autre est douteuse, et en tout cas très exceptionnelle.

4° Il y a un intérêt véritable à déterminer par des observations précises la durée de la période d'incubation des maladies contagieuses autres que la rougeole.

Paris.— Typ. A. PARENT, imp. de la Fac. de méd., A. DAVY, successeur, 52, rue Madame et rue Corneille, 3.

BARETTE, prosecteur de la Faculté de Paris. — **Des Néphrites infectieuses au point de vue chirurgical.** 1 vol. in-8. Prix........ 6 fr.
BATAULT. **De l'hystérie chez l'homme.** In-8 avec figures. Prix. 3 fr. 50
BERTHELOT (M.), professeur au Collège de France, membre de l'Institut. — **Les origines de l'alchimie.** In-8 cavalier. Prix................ 15 fr.
BOURDEL, ancien interne des hôpitaux. — **De la spléno-pneumonie.** 4 fr.
BROCA (A.), ancien interne des hôpitaux. — **Lésions cutanées des membres variqueux.** Prix.................................... 6 fr.
BRUN (F.), professeur agrégé à la Faculté de Paris. — **Des accidents imputables à l'emploi chirurgical des antiseptiques.** 1 vol. in-8. Prix.................................... 5 fr.
DALCHE, ancien interne des hôpitaux. — **De l'ovarite** (Prix Duparcque 1885). Prix.................................... 3 fr.
DENUCE (Maurice), professeur agrégé à la Faculté de Bordeaux. — **Tumeurs et calculs de la vésicule biliaire.** 1 vol. in-8. Prix............. 4 fr.
DUBREUILH, professeur agrégé à la Faculté de Bordeaux. — **Des immunités morbides.** Prix.................................... 5 fr.
FEULARD (H.), ancien interne des hôpitaux. — **Teignes et teigneux. Histoire médicale. Hygiène publique.** Prix.................. 5 fr.
LAMBLING, professeur agrégé à la Faculté de Lille. — **Des origines de la chaleur et de la force chez les êtres vivants.** Prix.......... 4 fr.
LAUNOIS, ancien interne des hôpitaux (Prix Civiale). — **De l'appareil urinaire des vieillards** 1 vol. in-8, avec 4 planches en lithographie. Prix. 6 fr.
LEGENDRE (P.), ancien interne des hôpitaux. — **Dilatation de l'estomac et fièvre typhoïde** (Valeur sémiologique des nodosités de Bouchard). Prix.................................... 4 fr.
MOREL-LAVALLÉE, ancien interne des hôpitaux. — **De la symphyse cardiaque.** Prix.................................... 3 fr. 50
MOUSSOUS, professeur agrégé à la Faculté de Bordeaux. — **De la mort chez les phtisiques.** Prix.................................... 4 fr. 50
NICOLAS, professeur agrégé à la Faculté de Nancy. — **Des organes érectiles**, avec douze figures. Prix.................................... 5 fr.
OLLIVIER (A.), professeur agrégé à la Faculté de Paris. — **Etudes d'hygiène publique.** Prix.................................... 3 fr. 50
PERRIN (L.), ancien interne des hôpitaux. — **De la sarcomatose cutanée.** 290 pages in-8 et 1 planche micrographique en 4 couleurs. Prix...... 6 fr.
POUPON (H.), ancien interne des hôpitaux. — **Des pseudo-etranglements par péritonite primitive.** Prix.................................... 4 fr.
RICHARDIÈRE, ancien interne des hôpitaux (médaille d'or). — **Des scléroses encéphaliques primitives chez les enfants.** 1 vol. in-8, avec une planche lithographiée en couleur. Prix.................................... 5 fr.
ROUX (F.), ex-chef du service de santé dans l'Inde. — **Traité pratique des maladies des pays chauds** (maladies infectieuses). Prix.......... 8 fr.
SNEGUIREFF, professeur de gynécologie à l'Université impériale de Moscou. — **Hémorrhagies utérines. — Etiologie, Diagnostic et Thérapeutique.** — Édition française rédigée par M. VARNIER, interne des hôpitaux, sous la direction du Dr PINARD, professeur agrégé à la Faculté de médecine, accoucheur de l'hôpital Lariboisière.................................... 8 fr.
THOINOT (L.-H.), ancien interne des hôpitaux. — **Histoire de l'épidémie cholérique de 1884; origine; marche; étiologie générale.** 1 vol. in-8, avec 12 cartes et tableaux lithographiés. Prix.................. 9 fr.
TISSIER, ancien interne des hôpitaux. — **De la castration des femmes ou operation de Battey** (Prix Godard 1884). In-8. Prix.......... 4 fr.

EN PRÉPARATION

DUGUET, professeur agrégé de la Faculté de médecine de Paris. — **Leçons cliniques professees à l'hôpital Lariboisière.**
HAHN, bibliothécaire en chef de la Faculté de médecine, et THOMAS, bibliothécaire à la Faculté. — **Etudes sur la répartition géographique des maladies et sur leur diffusion épidémique.**
DE SAINT-GERMAIN et VALUDE. — **Traitement des affections oculaires chez les enfants.**
Travaux du laboratoire de pathologie générale. — Publiés sous la direction de M. le Dr BOUCHARD, professeur à la Faculté de médecine.

Paris. — Typ. A. PARENT, A. DAVY, succr, imp. de la Fac. de Méd. 52, rue Madame.

www.ingramcontent.com/pod-product-compliance
Ingram Content Group UK Ltd.
Pitfield, Milton Keynes, MK11 3LW, UK
UKHW020458220726
13923UKWH00006B/2625